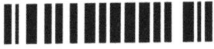

Dʳ CALOT

Chirurgien en chef de l'hôpital Rothschild,
de l'hôpital Cazin-Perrochaud et du dispensaire de Berck,

NOTE

Sur quelques Modifications apportées

A LA

TECHNIQUE

DU REDRESSEMENT DES MAUX DE POTT

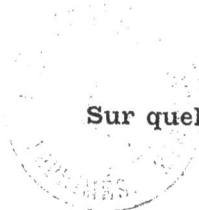

MASSON et Cⁱᵉ, ÉDITEURS,

PARIS, 120, BOULEVARD SAINT-GERMAIN.

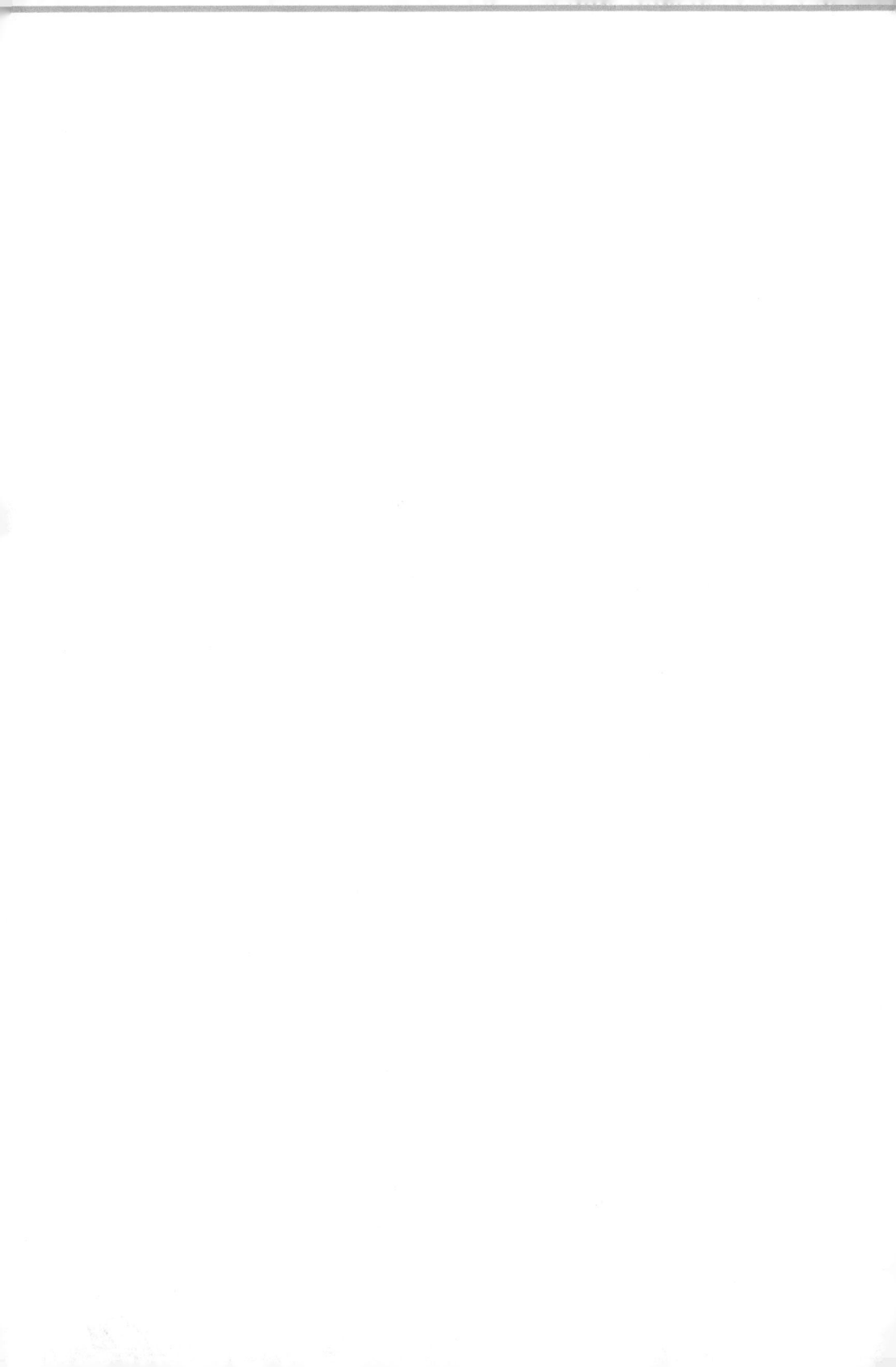

NOTE

Sur quelques Modifications apportées

A LA

TECHNIQUE DU REDRESSEMENT DES MAUX DE POTT

Par le Dr CALOT

Chirurgien en chef de l'hôpital Rothschild,
de l'hôpital Cazin-Perrochaud et du dispensaire de Berck.

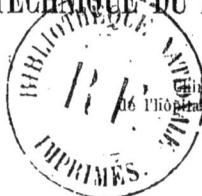

———

Ces modifications m'ont été suggérées soit par mon expérience personnelle, soit par les remarques de mes internes[1] et des nombreux chirurgiens français ou étrangers qui m'ont fait l'honneur de venir assister à mes opérations[2].

J'ai cherché et je pense être arrivé à simplifier encore la technique de ces interventions pour les mettre ainsi à la portée de tous les médecins, persuadé que c'était le seul moyen de les mettre à la portée de tous les enfants atteints de mal de Pott....

Dans cette note j'ai cru pouvoir remplacer avantageusement les longues explications écrites par la présentation d'une série de photographies reproduisant les divers temps de l'opération. Les quelques lignes qu'on va lire ne sont que la simple légende de ces figures.

1. MM. Ducroquet, Dulac et Pesme.
2. J'ai déjà fait personnellement 150 de ces opérations ; et je ne crois pas exagérer en estimant approximativement à 500 le nombre des maux de Pott opérés depuis trois mois, d'après mes indications, soit en France, soit à l'étranger.

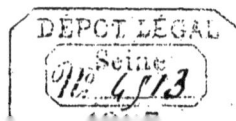

— FIGURE I —

Cet enfant, âgé de 9 ans, m'a été envoyé par les Drs Ausset et Darquié de Cahors.

Il y a trois ans et demi qu'est apparue sa gibbosité au dire des parents[1].

1. Je n'examine pas ici la question de savoir si son mal de Pott est encore en voie d'évolution ou bien peut être considéré comme guéri. Cette question, à peu près impossible à résoudre dans la majorité des cas, n'a pas, heureusement, au point de vue pratique, toute l'importance que certains pensent. Dans les deux hypothèses, l'intervention se trouve indiquée, j'ajouterai même que mon manuel opératoire est à l'heure actuelle à peu près identique dans les deux cas, bien que le mécanisme suivant lequel se fait le redressement diffère évidemment selon qu'il s'agit de l'un ou de l'autre cas. Je me réserve d'ailleurs de revenir sur ce point dans une publication ultérieure....

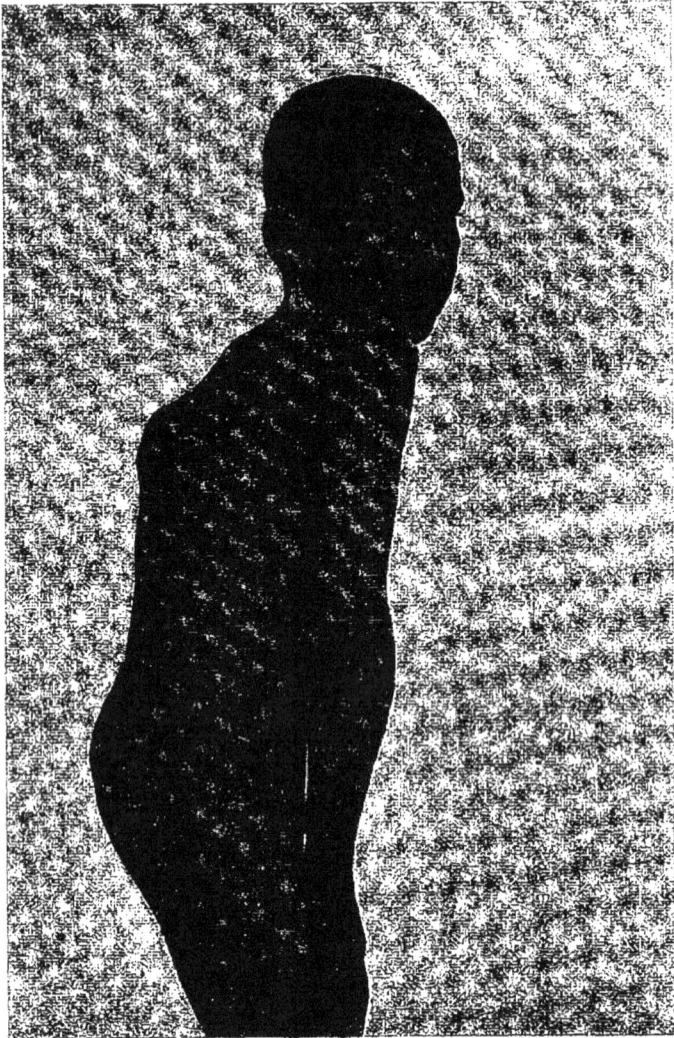

FIG. I. — ENFANT DE NEUF ANS, BOSSU DEPUIS TROIS ANS ET DEMI.

— FIGURE II —

La figure II représente le même enfant couché sur la table d'opérations, le ventre en bas. — Un aide lui administre le chloroforme.

L'on aperçoit sur la nuque une bande de toile : c'est la partie postérieure d'un petit bandage très simple, destiné à faciliter l'extension exercée sur la tête et, par son intermédiaire, sur le rachis. Il est construit séance tenante avec deux bandes de toile qu'on pourra laisser dans l'appareil plâtré. Ces bandes ont une longueur approximative de 70 à 80 centimètres; la partie moyenne de l'une des bandes emboîte le menton, la partie moyenne de l'autre (celle que nous voyons sur la figure) embrasse la partie postérieure de la tête. Elles viennent se rejoindre au-dessus de l'oreille de chaque côté, et sont fixées solidement l'une à l'autre en ce point par des épingles de nourrice. A 20 ou 30 centimètres de ce point d'intersection, les extrémités flottantes des bandes sont saisies par les deux mains d'un aide vigoureux. Il est encore plus commode de nouer ces extrémités l'une à l'autre de chaque côté et de loger les deux nœuds dans les rainures latérales d'une tringle transversale, par exemple dans les crochets de la pièce métallique transversale de l'appareil à suspension de Sayre. L'aide saisira cette barre à pleines mains pour faire l'extension du rachis.

La traction serait insignifiante si l'on saisissait directement la tête avec les mains; la prise est alors trop mauvaise.

Deuxième avantage de ce petit appareil. — Grâce à la longueur des bandes l'aide qui fait la traction laisse toute sa liberté au chloroformisateur.

Troisième avantage. — L'extension exercée régulièrement à la fois sur le menton et sur la partie postérieure de la tête facilite, loin de gêner, la respiration et régularise le sommeil de l'enfant.

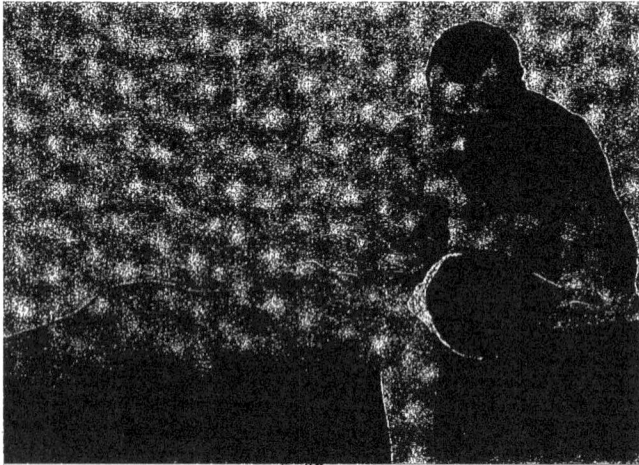

FIG. 11. — LE MÊME ENFANT COUCHÉ SUR LA TABLE D'OPÉRATIONS, LE VENTRE EN BAS.
UN AIDE LUI ADMINISTRE LE CHLOROFORME.

— FIGURE III —

Cette figure représente le 1er temps du redressement du rachis qui consiste dans l'extension forcée de celui-ci. Cette extension est faite par 6 aides vigoureux dont 5 sont placés à chaque extrémité du tronc. Je prie les lecteurs de porter les yeux dès maintenant sur la figure suivante (fig. IV) pour se rendre compte de la place indiquée à chacun des aides.

Des trois qui se trouvent du côté de la tête, le plus vigoureux et le plus exercé se place au milieu pour faire l'extension directe de la tête, en saisissant à pleines mains la barre transversale qui relie les extrémités du petit bandage décrit précédemment. Les deux autres aides (sur cette figure des religieuses) tirent sur les deux bras afin que la tête n'ait pas à supporter la totalité de l'effort produit par les trois aides qui tirent sur l'extrémité inférieure du rachis. L'aide que l'on voit placé contre l'oreille gauche du malade est le chloroformisateur.

Sur cette figure IV le lecteur peut voir également très distinctement les trois aides qui tirent sur les membres inférieurs de l'enfant, c'est-à-dire sur l'extrémité inférieure du rachis.

Là figure III est faite uniquement pour donner l'idée de ce que peut l'extension forcée à elle seule pour amener le redressement du rachis. Le résultat qu'elle a permis d'obtenir dans cette gibbosité vieille de plus de trois ans, chez un garçon de 9 ans, est réellement extraordinaire, comme on le voit en comparant la figure III à la figure II. Le redressement est déjà presque complet. Ces manœuvres se font sur la table d'opérations. Les aides arrivent en procédant méthodiquement et progressivement à déployer le maximum de leurs forces. La force maxima déployée dans ce cas particulier oscillait entre 80 et 90 kilog. (mesurée au dynamomètre) par les six aides, 3 à chaque extrémité. L'on se rend bien compte que cette traction ne peut rien amener de fâcheux chez un enfant de 9 ans[1].

Dès que je m'aperçois qu'on n'obtient plus aucune correction par une traction de cette valeur, je passe au temps suivant.

1. Je donnerai prochainement des chiffres indiquant la résistance du rachis aux divers âges. Ils permettront d'établir jusqu'où l'on peut élever la traction, sans courir de risques ; mais cette résistance est beaucoup plus considérable qu'on ne pense généralement. Dans des recherches que j'ai pu faire à l'École pratique grâce à l'obligeance de mon maître et ami Poirier, j'ai constaté que chez un petit enfant de 2 ans et demi, par exemple, la résistance opposée par la tête seule allait jusqu'à 220 kilogrammes sans aucune rupture et que les déchirures ne commençaient à se produire qu'à partir de ce chiffre. Le sujet était injecté, il est vrai, d'où venait certainement une légère augmentation de la résistance des divers tissus....

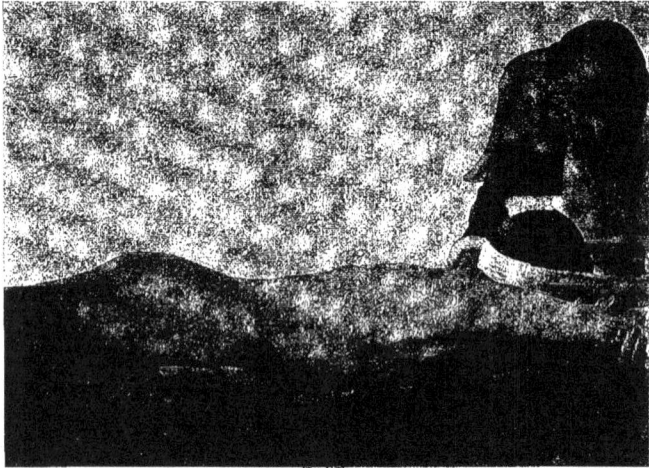

FIG. III. — PREMIER TEMPS DE L'OPÉRATION. — EXTENSION FORCÉE DU RACHIS ET RÉSULTAT DONNÉ PAR L'EXTENSION SEULE.

— FIGURE IV —

Le malade repose par son bassin et ses clavicules sur deux supports en bois (les deux pièces d'un pelvi-support ordinaire.) pour que je puisse exercer une pression directe sur ce qui reste encore de la gibbosité et arriver ainsi à la correction parfaite.

L'aide qui est à genoux et dont on ne voit que la tête soutient avec ses mains de bas en haut la colonne lombaire (on arrive effectivement et même facilement, lorsque la résolution chloroformique est complète et la détente de la paroi abdominale absolue, à sentir la face antérieure ici inférieure des vertèbres lombaires), l'aide soutient ainsi et rend efficace l'effort du chirurgien qui presse directement sur la gibbosité. Dès que le chirurgien a continué cette pression directe pendant quelques instants, il est arrivé à la correction parfaite. Cette figure, comparée à la précédente, permet de se rendre compte du bénéfice supplémentaire qu'a donné cette pression directe.

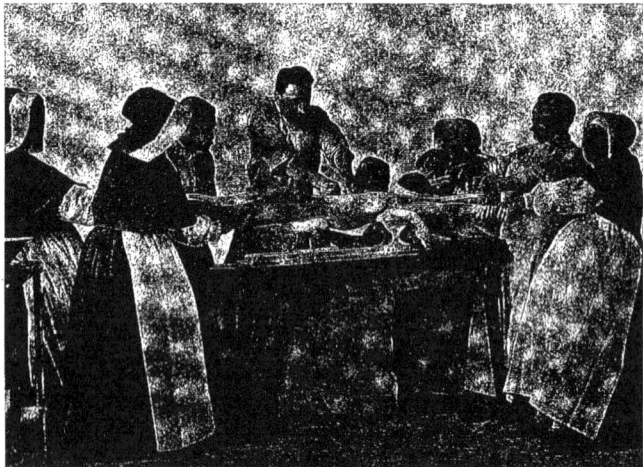

FIG. IV. — DEUXIÈME TEMPS DE L'OPÉRATION. — ON ASSOCIE A L'EXTENSION FORCÉE DU RACHIS UNE PRESSION DIRECTE
SUR LA GIBBOSITÉ. LA BOSSE EST DÈS LORS COMPLÈTEMENT EFFACÉE.

— FIGURE V —

La correction obtenue, il ne reste plus qu'à la maintenir, c'est-à-dire à appliquer l'appareil. Le chirurgien installe un aide à sa place pour continuer, pendant l'application et la dessiccation de l'appareil plâtré, la pression directe qu'il exerçait, et il procède à l'application de l'appareil plâtré. Pour cela il commence par appliquer au niveau de la gibbosité des tampons d'ouate entre-croisés qui, comprimés par les bandes plâtrées, pénètreront de force, si je puis ainsi dire, comme un véritable coin dans le dos, c'est-à-dire vont continuer dans l'appareil la compression très puissante que faisaient les mains de l'aide au niveau de la gibbosité. Ces tamponnets sont longs de 10 à 15 centimètres et mesurent deux travers de doigts d'épaisseur; la pression est plus rigoureuse s'ils sont faits avec de la ouate hydrophyle. Par-dessus ces tampons et embrassant la totalité du tronc, sont passés des rouleaux d'ouate ordinaire. Il faut avoir soin d'appliquer une couche assez épaisse d'ouate, 2 ou 3 centimètres au moins, dans tous les points pour que la bande plâtrée ne puisse exercer nulle part de pression douloureuse. Et les bandes plâtrées sont roulées ensuite par la méthode ordinaire sur cette ouate, et fortement serrées sur la totalité du tronc. Les bandes doivent être trempées dans l'eau chaude pour que la consolidation de l'appareil ne demande que quelques minutes — point capital puisque les aides doivent maintenir l'extension du rachis et la compression directe sur la gibbosité pendant tout le temps que demande cette consolidation.

Pour construire la partie cervicale et crânienne de l'appareil, on peut laisser l'enfant dans cette attitude horizontale; mais il est plus facile de la construire en suspendant l'enfant la tête en haut dans l'appareil à suspension ordinaire : il suffit pour cela d'introduire le crochet de l'appareil à suspension dans l'anneau de la pièce transversale avec laquelle on tirait la tête précédemment.

Mais on ne peut suspendre l'enfant que lorsque la partie dorsale et sous-cervicale de l'appareil est bien consolidée, sans cela l'appareil se déformerait et on laisserait se perdre par conséquent une partie de la correction obtenue.

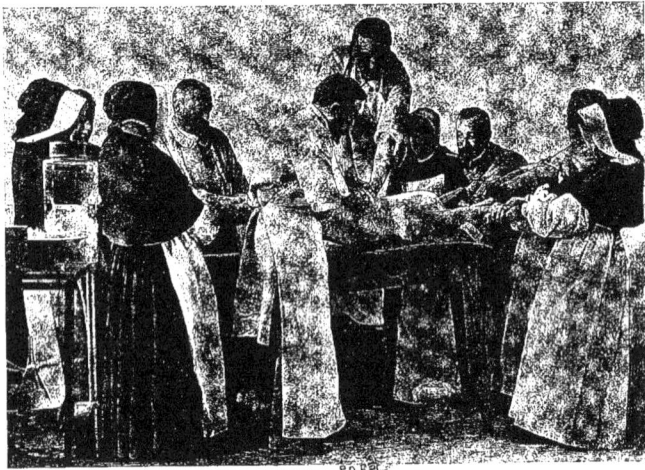

FIG. V. — APPLICATION DE L'APPAREIL PLATRÉ PENDANT QUE SONT CONTINUÉES L'EXTENSION FORCÉE DU RACHIS
ET LA PRESSION DIRECTE SUR LA GIBBOSITÉ.

— FIGURE VI —

Devant la figure de l'enfant, se tient le chloroformisateur pendant que le chirurgien roule des bandes plâtrées autour du cou et de la tête, ne laissant à nu que la face, de la ligne sourcilière au menton. Lorsque la partie cervicale de l'appareil est sèche, on coupe les bandes de toile au-dessus du plâtre, abandonnant dans l'intérieur du bandage la partie des bandes embrassée par lui.

Le chloroformisateur, ai-je dit, surveille l'enfant pendant la durée de la suspension, qui se prolonge jusqu'à ce que le plâtre soit solide. Notons ici qu'il m'est déjà arrivé d'endormir une quinzaine d'enfants dans l'appareil à suspension la tête en haut. Tous ont supporté merveilleusement le chloroforme dans cette attitude, mieux devrais-je dire que dans l'attitude horizontale la face en bas. Jamais je n'ai eu chez ces 15 enfants la plus petite alerte.

Actuellement je fais exercer sur le rachis par deux aides (tirant directement sur les cuisses de l'enfant) une traction de 80 à 100 kilogrammes, traction mesurée au dynamomètre, jusqu'à ce que la consolidation du bandage plâtré soit complète.

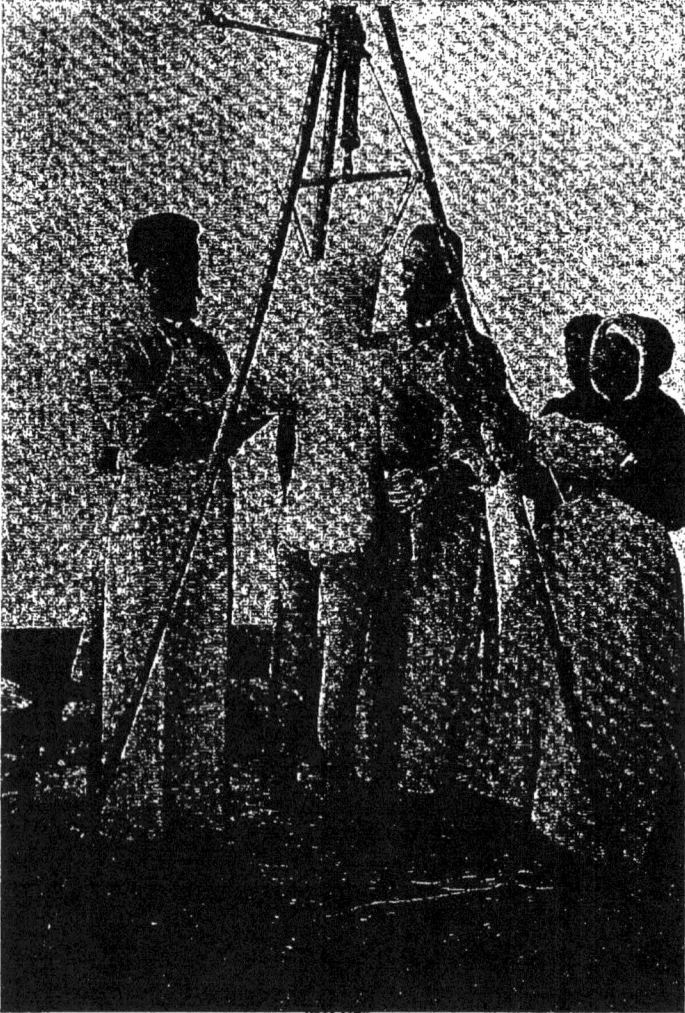

FIG. VI. — POSITION DONNÉE A L'ENFANT POUR FACILITER LA CONSTRUCTION DE LA PARTIE CERVICALE DE L'APPAREIL.

En terminant, je ferai deux remarques au sujet de la technique nouvelle que je viens de décrire :

1° Elle nous permet d'arriver au redressement, même dans les cas défavorables, par une intervention non sanglante; avec elle, il n'y a plus de cicatrice, ce qui est d'une importance grande pour presque tous les parents, surtout lorsqu'il s'agit de difformités haut placées.

2° Cette technique présente un deuxième avantage, beaucoup plus notable; c'est qu'elle permet d'effacer les gibbosités de la région cervicale et de la région cervico-dorsale pour lesquelles la technique primitivement proposée par nous donnait des résultats moins complets que dans le cas de gibbosités dorsales ou dorso-lombaires.

On le voit, l'opération du redressement est devenue très réglée, très méthodique, très simple. Le secret du succès, ai-je dit dès le premier jour, c'est de construire un bon appareil qui soit à la fois très serré pour maintenir intégralement la correction obtenue et cependant très bien toléré par l'enfant, ne gênant pas ses fonctions respiratoires ou digestives, — ce qui s'obtient par la notable quantité d'ouate appliquée sur la peau, faisant un matelas élastique entre le corps et la carapace plâtrée.... Si l'appareil remplit ces conditions (et seul ce bandage peut les remplir), il nous rendra, lorsque nous l'enlèverons au 4e, 5e ou 6e mois un enfant droit[1].

1. Je donnerai incessamment des figures analogues représentant ma technique dans le redressement des scolioses graves résistant à tous les autres traitements. Je viens de faire construire des appareils mécaniques qui permettront de faire et de soutenir une traction considérable sur le rachis dans le redressement de la scoliose et du mal de Pott. Je serai également en mesure de les décrire dans quelques jours.

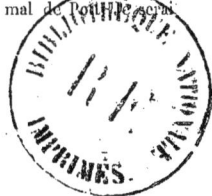

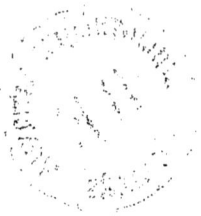

A LA MÊME LIBRAIRIE

Traité de Chirurgie, publié sous la direction de Simon Duplay, professeur de clinique chirurgicale à la Faculté de médecine de Paris, chirurgien de l'Hôtel-Dieu, membre de l'Académie de médecine, et Paul Reclus, professeur agrégé à la Faculté de médecine de Paris, secrétaire général de la Société de Chirurgie, chirurgien des hôpitaux, membre de l'Académie de médecine, par MM. Berger, Broca, Delbet, Delens, Demoulin, Forgue, Gérard-Marchant, Hartmann, Heydenreich, Jalaguier, Kirmisson, Lagrange, Lejars, Michaux, Nélaton, Peyrot, Poncet, Quénu, Ricard, Segond, Tuffier, Walter. — *Seconde édition entièrement refondue.* — 8 forts volumes grand in-8° avec nombreuses figures dans le texte. En souscription . . . . . . 150 fr.

Leçons cliniques sur les maladies de l'appareil locomoteur (*os, articulations, muscles*), par le Dr Kirmisson, professeur agrégé à la Faculté de médecine. 1 vol. in-8°, avec figures. . . . . 10 fr.

Revue d'Orthopédie, publié sous la direction du Dr Kirmisson, chirurgien de l'hôpital des Enfants-Assistés, avec la collaboration de MM. L. Ollier, A. Dubreuil, Piéchaud, O. Lannelongue, A. Poncet, Phocas. Secrétaire de la rédaction : Dr R. Sainton. — La *Revue d'Orthopédie* paraît tous les deux mois par fascicules et forme chaque année un volume in-8° d'environ 480 pages avec figures dans le texte.
  Abonnement : Paris, 12 fr. Départ. 14 fr. Union postale . . . 15 fr.

Cliniques chirurgicales de l'Hôtel-Dieu, par Simon Duplay, professeur de clinique chirurgicale à la Faculté de médecine de Paris, membre de l'Académie de médecine, chirurgien de l'Hôtel-Dieu. Recueillies et publiées par les docteurs Maurice Cazin, chef de clinique chirurgicale à l'Hôtel-Dieu, et S. Clado, chef des travaux gynécologiques à l'Hôtel-Dieu. 1 vol. in-8° de IV-406 pages avec figures dans le texte. . . . . 7 fr.

Leçons de Chirurgie (La Pitié, 1893-1894), par le Dr Félix Lejars, professeur agrégé à la Faculté de médecine de Paris, chirurgien des hôpitaux. 1 vol. in-8° avec 128 figures. . . . . 16 fr.

Clinique et critique chirurgicales, par le Dr Paul Reclus, chirurgien des hôpitaux, professeur agrégé à la Faculté de médecine de Paris, membre de l'Académie de médecine, secrétaire général de la Société de Chirurgie. 1 vol. in-8°. . . . . 10 fr.

Cliniques chirurgicales de l'Hôtel-Dieu, par le Dr Paul Reclus. 1 vol. in-8°. . . . . 10 fr.

Cliniques chirurgicales de la Pitié, par le Dr Paul Reclus. 1 volume in-8°. . . . . 10 fr.

La cocaïne en chirurgie, par le Dr Paul Reclus. 1 vol. petit in-8° de l'Encyclopédie des Aide-Mémoire. . . . . 2 fr. 50

35119. — Imp. Lahure, 9, rue de Fleurus, Paris.